AF611067

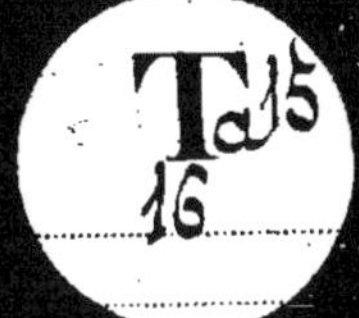
Ta15
16

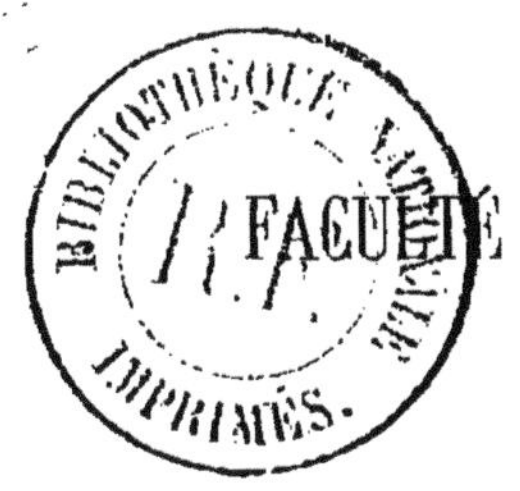

FACULTÉ DE MÉDECINE DE LYON

COURS D'ANATOMIE GÉNÉRALE

Professé par M. RENAUT

LEÇON D'OUVERTURE

4 DÉCEMBRE 1877

PARIS, 1877

Paris. — Imprimerie CUSSET et Ce, rue Montmartre, 123.

COURS D'ANATOMIE GÉNÉRALE

Messieurs,

Lorsque la création de la Faculté de Lyon fut résolue, ses organisateurs établirent naturellement une chaire d'anatomie générale dans la ville où Bichat, au début de sa carrière, professa pour la première fois (1). Quelques travaux, l'appel de vos maîtres, l'appui des miens, enfin le choix d'un ministre à l'esprit libéral et élevé duquel je dois rendre ici un public hommage, m'ont désigné pour être le titulaire de cette chaire.

Devenu, jeune encore, le collègue d'hommes éminents dont le nom faisait autorité dans la science, à une époque où je ne pouvais encore moi-même espérer d'y pénétrer un jour, je ne me dissimule aucun des écueils dont ma tâche actuelle est entourée. Je suis chargé d'un enseignement nouveau' difficile en soi, et la science que je professe, ignorée jusque dans ses principes par un grand nombre, est, en outre, entourée d'une certaine réputation d'obscurité. Vous ne tarderez pas à vous apercevoir, messieurs, combien cette obscurité est plus apparente que réelle, car j'espère dès maintenant vous en donner une définition assez claire pour que son objet lui-même, son importance en médecine et ses méthodes soient entièrement compris de vous.

Je viens de prononcer le nom d'utilité pratique; je dois tout

(1) Ce fut à Lyon qu'il commença ses études en médecine; son zèle, sa grande facilité, lui firent vaincre tous les obstacles..... et lui attirèrent l'estime particulière de Marc-Antoine Petit, chirurgien en chef de l'Hôtel-Dieu, qui se l'associa dans l'enseignement, quoiqu'il fût à peine âgé de 20 ans.

(Notice historique sur Bichat. — Edition Maingault, Paris, 1818. page iij.)

d'abord justifier ce terme. Il n'est pas besoin de beaucoup réfléchir pour reconnaître que toutes les sciences qui ont pour objet les êtres vivants sont, dans leur généralité, utiles à connaître au médecin. Certaines, néanmoins, le sont plus que d'autres et doivent être enseignées en premier lieu, car, avant tout, l'enseignement médical doit se proposer pour but de donner aux jeunes médecins leur instruction pratique, c'est-à-dire de les mettre à même d'être savants à soulager l'humanité : là seulement est la sanction de nos études et l'élévation morale de la profession que nous exerçons.

Mais avant de vous montrer combien sont utiles, combien sont indispensables au médecin éclairé les connaissances anatomiques générales, je dois vous définir l'anatomie générale elle-même et vous instruire de son but et de son objet. Fondée par Bichat, après avoir été pressentie par Bordeu, Portal et Pinel, développée dans ces dernières années avec une activité considérable, l'anatomie générale est la science des éléments anatomiques, des tissus, des systèmes et des organes, considérés dans toutes les modalités qu'ils éprouvent pendant la durée de l'évolution vitale. La forme, les rapports réciproques, l'accroissement et le développement des tissus vivants, les modifications morphologiques corrélatives au fonctionnement de ces éléments et de ces tissus : tels sont les principaux problèmes qui se proposent à l'histologiste. Mais, tout d'abord, messieurs, il convient de définir nettement les termes mêmes dont je viens de me servir : qu'est-ce qu'un élément anatomique? qu'est-ce qu'un tissu? qu'est-ce qu'un système? qu'est-ce qu'un organe ? qu'est-ce qu'un appareil d'organes?

Les animaux, depuis les plus simples jusqu'aux plus compliqués, de la monère et de l'amibe aux vertébrés supérieurs, possèdent quatre caractères généraux qui les distinguent des autres objets matériels répandus dans la nature. Ces quatre caractères sont les suivants :

1° La faculté de se nourrir, c'est-à-dire d'introduire dans leur propre substance et de fixer dans leur masse, les matériaux captés dans le monde extérieur. Cette faculté de se nourrir est la *nutrilité*.

2° La *sensibilité* est la seconde propriété des animaux ; c'est par elle qu'ils reçoivent les impressions extérieures.

3° Ils possèdent enfin la faculté de réagir dans un sens indiqué par leur sensibilité contre les impressions extérieures perçues. Cette propriété consiste à exécuter des mouvements, c'est la *motilité*.

Ces trois premières fonctions assurent et règlent la marche des phénomènes vitaux dans l'individu ; mais sans contredit la plus importante de toutes les qualités animales est celle que possède tout être vivant de se reproduire indéfiniment dans l'espace et dans la durée, par ce qu'on appelle la génération ou *reproductilité*.

Je vous ai dit, messieurs, que tous les animaux, quels qu'ils soient, les plus humbles comme les plus élevés, possèdent ces quatre qualités essentielles. Prenons une amibe ou un rhizopode, et étudions son fonctionnement au sein du liquide qui le contient; voici avec quelle simplicité est constitué, au point de vue anatomique, ce minuscule être vivant. Une masse molle, granuleuse, sans structure, composée d'une matière albuminoïde particulière, renferme à son centre un noyau plus ou moins arrondi. La substance grenue du corps de l'animal s'étire de divers côtés en prolongements qui vont adhérer aux surfaces, servent de pieds pour un instant, puis rentrent dans la masse pour se fondre complètement avec elle. Voilà le mouvement et les organes du mouvement. Mais cette même masse qui vient de se mouvoir a capté dans son mouvement une particule nutritive, les prolongements granuleux ou pseudopodes ont entouré cette molécule, et en se rétractant, l'ont amenée dans le corps de l'amibe. Là elle va être transformée par la nutrition, partiellement incorporée, et ses restes non utilisés seront rejetés à l'aide de nouveaux phénomènes de mouvements exécutés par la même substance qui vient de la digérer. Cette substance jouit de la sensibilité, car elle est impressionnée par le contact des matières alibiles, par les obstacles, etc. Enfin, pour se reproduire, l'amibe n'a point d'autres organes que sa masse même; son noyau s'étrangle d'abord, puis se divise; il en est de même de la substance granuleuse périnucléaire, et nous voyons à la place d'un seul, deux individus identiques qui sentent, se meuvent, se nourrissent et se reproduisent chacun de son côté. Ainsi, messieurs, toutes les propriétés vitales sont diffuses dans une même et unique substance, c'est-à-dire que chaque particule de la matière vivante qui compose l'amibe est à la fois douée de nutrilité, de sensibilité, de motilité et de reproductilité. Mais ce ne sont pas seulement des animaux individualisés comme l'amibe et le rhizopode qui jouissent de ces propriétés fondamentales diffuses dans tous les points de leur substance, ce sont aussi, chez des animaux plus développés, les éléments anatomiques, non différenciés. Je prends dans l'une quelconque des cavités lymphatiques de la grenouille ou de l'axolotl, ce que l'on appelle un globule blanc; je le place sur la lame porte-objet et chambre humide de manière que la goutte de lymphe qui le contient soit à l'abri de l'évaporation, et entourée d'une zone d'air respirable. Examinons maintenant : le globule blanc est composé, comme l'amibe, d'une substance protéïque grenue, c'est le protoplasma. Cette substance renferme un noyau; elle émet, par sa périphérie, des prolongements, destinés à la locomotion, qui rentrent ensuite dans la masse, et l'entourent des matériaux nutritifs qu'elle englobe et fragmente pour s'en incorporer certaines parties, dont elle se nourrit. Elle détruit notamment les globules rouges du sang séquestrés avec elle sous la lame de verre, et les transforme en grains de pigment très-petits. Enfin, elle est douée de sensibilité : le globule blanc, abandonné dans la chambre humide, ressent bientôt la nécessité du contact de l'oxygène; dans la gouttelette primitivement déposée, tous les globules blancs étaient disséminés sans ordre; au bout de quelques heures, tous se sont mis en marche au moyen de leurs pseudopodes, pour gagner la rigole d'air qui limite la préparation, et venir sur ce point respirer l'oxygène. Ceux qui n'ont pu parvenir au voisinage de la zone d'air, sont le lendemain ou le surlendemain paralysés ou morts. Dans le globule blanc de l'axolotl, la segmentation se fait exactement comme la génération chez l'amibe et le rhizopode, c'est-à-dire par simple division de la masse en deux parties identiques. Ce fait a été constaté expérimentalement, pour la première fois, par mon maître et ami M. Ranvier. Voici donc un minuscule élément anatomique faisant partie de l'organisme élevé d'un amphibie, qui reproduit à la fois dans sa forme, dans son fonctionnement et dans la diffusion de ses propriétés vitales, un organisme individuel, un animal de la classe des protozoaires.

Mais une pareille simplicité de forme n'existe que chez quelques animaux, et s'ils sont si semblables à des éléments anatomiques, c'est qu'ils ne sont autre chose eux-mêmes que des éléments anatomiques. Ils ne sont, en effet, que des cellules, et je vous donnerai, dans la prochaine leçon, une définition complète de ces dernières. Bientôt, cependant, des formes plus compliquées se montrent dans la série; plusieurs éléments anatomiques s'accolent les uns aux autres et forment un tissu. Tout d'abord, chacun des éléments de ce tissu jouit à la fois, et pour son compte, des quatre propriétés vitales; mais bientôt chacune de ces propriétés se localise plus volontiers dans un département de l'organisme qui se spécialise à cet effet. Si au lieu de considérer un rhizopode, nous étudions le développement d'un organisme plus élevé, nous assistions à la différenciation des éléments qui se divisent ainsi le travail physiologique. Suivons avec Haeckel le développement des éponges calcaires du genre Olynthus; voici ce que nous allons constater, et vous allez reconnaître immédiatement, messieurs, combien l'étude que nous allons faire est précieuse au point de vue de la compréhension des tissus. Comme tous les êtres vivants, l'éponge commence par n'être d'abord qu'un ovule fécondé. Cet ovule est si semblable à une amibe, qu'on l'a pris longtemps pour une amibe parasite. Il se meut à l'aide de pseudopodes et se comporte exactement comme une amibe indépendante ou un globule blanc du sang d'un vertébré. C'est une cellule indifférente qui possède indistinctement toutes les propriétés. Mais en se développant, cette cellule se divise par bipartitions indéfiniment répétées en une quantité de cellules soudées les unes avec les autres et qui forment une petite masse analogue à une mûre (*morula*). Bientôt, le centre de cette masse mûriforme se liquéfie; la surface est limitée par une couche de cellules toutes unies entre elles et formant une enveloppe analogue à la membrane d'une vessie. Puis, peu après, un point de cette membrane s'infléchit, rentre dans l'intérieur de la sphère et s'accole à la portion qui ne s'est point déprimée, à la manière d'une séreuse, telle que les entendait Bichat. Nous obtenons ainsi une forme nouvelle, et la larve de l'Olynthus est constituée par un sac communiquant avec l'extérieur par un orifice. Les cellules qui tapissent l'intérieur de ce sac deviennent rapidement plus grosses et plus granuleuses que les autres. Elles forment une membrane que l'on appelle l'*entoderme*, et qui, désormais, exclusivement, spécialement, est destiné à servir de surface nutritive. Le revêtement cellulaire extérieur, au contraire, formé de cellules plus petites, munies de cils vibratiles, devient à la fois l'organe de la locomotion et de la sensibilité : c'est l'*ectoderme*.

La forme que nous venons de décrire est bien différente de celle de l'amibe ; *l'amibe représente, en effet, l'élément anatomique dans sa simplicité;* la larve de l'Olynthus, munie d'une cavité nutritive et d'un revêtement moteur sensitif, *représente l'organisme élémentaire*; les propriétés principales de l'animalité s'y sont, en effet, réparties dans des régions distinctes, où les éléments anatomiques, unis entre eux pour former des tissus, ont pris une propriété dominante et caractéristique de chacun de ces tissus. Ainsi, non-seulement l'être vivant, irréductible, à structure simple et à propriétés diffuses, s'est divisé pour produire *une colonie d'éléments anatomiques*, mais encore tous ces éléments anatomiques ont pris pour chacun d'eux, dans la triade des qualités animales, l'une de ces qualités pour la développer à l'exclusion des deux autres ; de façon que, tandis que les cellules de l'ectoderme sont plus spécialement sensitives et plus spécialement motrices, elles n'ont gardé des qualités nutritives que la proportion de ces qualités nécessaire et suffisante à leur propre nutrition. Inversement les cellules de l'entoderme sont à peu près privées de toute propriété motrice. C'est là ce qu'on appelle l'*adaptation des organes aux fonctions par différenciation organique.*

La différenciation est un phénomène qui consiste dans ce fait, que l'une des propriétés organiques devient tellement éclatante dans un élément donné, qu'elle annihile toutes les autres en faveur de celle à laquelle l'élément est désormais plus spécialement destiné. Ceci revient à dire que la différenciation organique est le phénomène morphologique corrélatif à l'application, dans l'organisme animal, de la loi de la division du travail.

Je dois, messieurs, attirer pendant quelques instants votre attention sur cette loi fondamentale que l'on pourrait considérer comme l'une des caractéristiques les plus importantes de l'évolution de tous les êtres vivants. Je vais vous la faire comprendre d'ailleurs par une comparaison simple : Un homme est isolé de ses semblables; il cherche à vivre, et, pour y parvenir, bâtit sa maison, sème son blé, se fait à la fois chasseur et pasteur; en un mot il n'a, pour exécuter tous les actes nécessaires au maintien de son existence, absolument que ses propres ressources. Il est clair que ses habits, que sa maison, que ses armes de chasse fabriquées de propres mains seront d'une grossièreté très-grande. Supposons maintenant qu'il vienne à cet homme une nombreuse famille. La première idée qu'il aura, c'est de donner à chacun de ses enfants une tâche spéciale : l'un sera pasteur, l'autre laboureur, un troisième fera les habits, les souliers, un quatrième le pain de la colonie, etc. Puis, à mesure que la population deviendra plus nombreuse et s'élèvera de la famille à la tribu, la spécialisation de chacun sera plus grande encore ; les corps de métiers surgiront distincts, exécutant chacun très-bien, mais exclusivement, les travaux relatifs à chaque profession. Mais le boulanger ne saura plus chasser, labourer, bâtir sa maison comme l'autre, et — j'appelle ici, messieurs, toute votre attention —, non-seulement les qualités innées chez l'homme sauvage auront disparu pour faire place à une seule, cultivée chez ses descendants spécialistes ; mais ces descendants eux-mêmes, en s'adaptant à leurs fonctions diverses, subiront des modifications morphologiques importantes qui imprimeront à leur organisme comme le cachet de leur profession : les biceps du boulanger se développeront outre mesure, les mains et la cuisse du cordonnier seront déformées par l'action du fil à suture et du marteau ; le tailleur aura des jambes grêles et des bourses séreuses aux malléoles ; ainsi donc l'adaptation des citoyens à un rôle unique et longtemps continué, produira chez eux des modifications de forme caractéristiques.

Il n'en est pas autrement en morphologie générale : l'élément embryonnaire indifférent, possédant les quatre qualités vitales, se multiplie par bipartitions répétées et forme un organisme dont les éléments (éléments anatomiques), groupés par catégories ou tissus, se spécialisent fonctionnellement en même temps que leur forme s'adapte à la fonction qui leur devient presque exclusive, et qu'ils prennent véritablement, pour l'anatomiste, la physionomie de leur emploi.

Je vais vous faire assister, messieurs, à la fois par la pensée et par la vue (car à la fin de la leçon vous pourrez acquérir par vos yeux la preuve de ce que je vais dire), je vais, dis-je, vous faire assister, chez un vertébré supérieur, à la formation de l'organisme, aux dépens d'un élément anatomique particulier, l'ovule, à la spécialisation morphologique des éléments et à la formation des tissus.

L'ovule des vertébrés est une cellule composée d'une substance molle, granuleuse (protoplasma), renfermant un noyau (vésicule germinative), munie d'un nucléole (tache germinative); il est enfermé dans une production cuticulaire qui le limite extérieurement, mais qui ne lui appartient pas. Cette membrane, *membrane vitelline*, est, en effet, le résultat de la soudure de la portion périphérique des cellules ovariennes qui enveloppent la cellule ovulaire. L'ovule est donc primitivement un élément anatomique individuel, que l'on peut comparer à une cellule indifférente, c'est-à-dire à un globule blanc de la lymphe ou bien encore à une amibe. Vous pourrez voir à la fin de la leçon les ovules ovariens du protée qui, à cause de leurs dimensions extraordinaires, vous donneront une bonne idée de la constitution morphologique des ovules en général. Considérons maintenant cet ovule ou celui de tout autre vertébré supérieur fécondé, et commençant ses périodes d'évolution. Le noyau disparaît d'abord (et c'est là une phase sur l'explication de laquelle je passe rapidement, parce qu'elle nous entraînerait à de trop longs développements). Bientôt ce noyau se reforme, puis il subit ce que l'on appelle le sillonnement ou segmentation. Il se divise en 2, puis en 4; puis 8 noyaux se forment aux dépens des 4 premiers, 16, 32, 64, 128, etc. Chaque noyau nouvellement formé s'entoure d'une partie du protoplasma ovulaire, de telle façon que l'œuf, au lieu de n'être qu'une cellule unique, devient un agrégat de cellules nombreuses, émanant toutes de la première et reliées les unes aux autres, de manière à former une masse mûriforme (*morula*). Cette morula mérite de fixer notre attention, car elle constitue le premier tissu de l'être futur, tissu dont tous les éléments sont identiques morphologiquement et probablement aussi au point de vue physiologique. Mais bientôt le centre de la morula se liquéfie ; les cellules situées à la périphérie subsistent seules, se soudent de plus en plus solidement et forment un tissu beaucoup mieux défini que le précédent et que l'on appelle le *blastoderme*. C'est au sein de ce blastoderme que la différenciation des éléments va s'effectuer et que les tissus vont se séparer nettement les uns des autres.

Sur un point donné, les boules de segmentation ne sont point entièrement liquéfiées ; elles forment un amas d'éléments anatomiques tous semblables, au sein desquels va se développer l'embryon : *c'est l'aire germinative*.

Dès les premières heures de l'incubation, cet amas cellulaire s'est divisé en trois feuillets : l'un supérieur, l'autre inférieur, comprenant entre eux une lame intermédiaire ou feuillet moyen. Or, messieurs, dans le feuillet supérieur, externe, vont se développer ultérieurement tous les organes de la sensibilité ; dans le feuillet inférieur ou interne vont s'édifier tous ceux qui président à la nutrilité de l'embryon ; dans le feuillet moyen paraîtront tous les organes destinés au soutènement, à la locomotion et aux mouvements généraux de l'être futur. Voici donc une première différenciation organique effectuée dans la colonie de cellules émanées de l'élément anatomique unique constitué par l'ovule. Nous assistons au premier stade de la division du travail.

Les éléments de l'aire germinative se modifient ensuite rapidement pour s'adapter à leurs fonctions. Sur le feuillet externe ou sensitif et dans le sens de l'axe de l'embryon, se dessine un trait rectiligne, c'est le *sillon dorsal*. Ce sillon se produit par une dépression linéaire du feuillet externe, dépression en forme de gouttière, analogue à celle que l'on produirait en déprimant un plan formé d'une tige rectiligne et cylindrique. Bientôt les bords de cette gouttière marchent à la rencontre l'un de l'autre, se soudent et voilà une première portion de la surface sensitive de l'embryon qui s'est transformée en tube, qui s'est spécialisée et qui désormais forme l'axe du système nerveux primitif, le rudiment du système nerveux central. Vous comprenez maintenant, messieurs, quelles relations étroites et profondes existent entre les centres nerveux, siége de perception des impressions extérieures, et le revêtement cutané, siége de la réception de ces mêmes impressions ; puisque vous voyez que, tandis que la majeure partie du feuillet externe du blastoderme fournira l'épithélium tégumentaire, une de ses portions s'est séparée du reste et s'est spécialisée pour former l'appareil nerveux.

Si nous considérons maintenant le feuillet interne, nous reconnaissons qu'il fournit à la fois le revêtement épithélial du tube digestif et de ses annexes, c'est-à-dire de tous les tissus et de tous les organes préposés aux actes nutritifs.

Quant au feuillet moyen, il va devenir le siége du développement de tous les tissus destinés au soutènement et à la motilité de l'être futur, en même temps qu'il deviendra l'organe général qui relie entre eux le feuillet externe sensitif répondant à l'ectoderme des animaux inférieurs, au feuillet interne qui représente l'entoderme de ces mêmes animaux. Ce feuillet moyen où mésoderme doit donc être considéré initialement comme l'agent de connexion des deux autres, comme un *feuillet connectif ou conjonctif.* Aussi, les différenciations dont il est le siége sont elles éminemment multiples et intéressantes. Jetez les yeux sur la figure qui représente la coupe transversale de l'embryon du poulet vers la 48e heure de l'incubation : dans l'intérieur du feuillet moyen et au-dessous du tube nerveux primitif déjà fermé, se montre la section d'un axe plein, la *corde dorsale,* premier rudiment du squelette ; de chaque côté de cette dernière vous voyez deux masses volumineuses, les vertèbres primitives qui formeront plus tard la gaîne solide du névraxe et le point d'appui de tous les leviers mobiles du corps entier. Voilà l'appareil de soutènement général, le squelette séparé et différencié dans le feuillet moyen. Bientôt, de chaque côté de cette portion axiale, des phénomènes de différenciation non moins importants se produisent ; le feuillet moyen se clive en deux feuillets secondaires, séparés l'un de l'autre par un espace vide ; la portion adjacente au feuillet corné forme une lamelle distincte, *lamelle fibro-cutanée;* celle adjacente au feuillet interne forme une lamelle analogue, *lamelle fibro-intestinale* (von Baer) ; ces deux lamelles constituent dans leur ensemble la partie motrice du feuillet moyen. Toutes deux vont devenir le siége spécial de la contractilité organique ; mais cette contractilité a subi déjà, dès l'origine, une différenciation profonde. Tous les éléments anatomiques qui se développeront dans la lamelle fibro-cutanée verront leurs propriétés communes et banales s'obnubiler, en même temps que se développera une qualité spéciale, la contractilité brusque et volontaire. Tous les muscles de la vie animale, n'obéissant à rien qu'au commandement du système nerveux axial, et munis de cette striation caractéristique dont vous avez tous entendu parler, prendront naissance dans cette lamelle fibro-cutanée. Inversement, les organes contractiles développés au voisinage du feuillet muqueux seront des muscles lisses, à contraction lente, involontaire, souvent animés de mouvements rythmiques spontanés, et recevant l'influx nerveux d'un système spécial distinct du névraxe, le système ganglionnaire. Ces muscles seront, pour la plupart, des muscles creux, tubuliformes, soit qu'ils doublent le canal intestinal ou les canaux glandulaires, soit qu'ils forment la paroi contractile des vaisseaux sanguins, artériels, veineux ou lymphatiques. Aussi, est-ce dans cette lamelle fibro-intestinale que nous verrons se développer les premiers vaisseaux représentés dans la figure par la section des aortes primitives.

Une dernière différenciation morphologique primordiale s'effectue dans le feuillet moyen. Séparant les deux plans contractiles précités, se montre une vaste cavité, c'est la cavité viscérale qui, en se cloisonnant ultérieurement, fournira le péritoine et les plèvres : c'est la première séreuse de l'organisme; c'est le système lymphatique rudimentaire réduit à une poche analogue aux sacs lymphatiques des vertébrés inférieurs.

Ainsi, la nutrilité s'est localisée dans le feuillet inférieur du blastoderme; la sensibilité, dans le feuillet externe où elle s'est subdivisée en deux régions, l'une formant une vaste surface réceptive, l'autre constituant une portion centrale perceptive. Les organes de la motilité se sont différenciés dans le feuillet moyen et divisés en deux grands appareils, l'un relié au squelette et aux organes de la sensibilité, l'autre en connexion avec l'appareil général de la nutrition.

Nous voyons donc que les éléments anatomiques se groupent d'abord en grand nombre, dans des régions déterminées, pour former des appareils généraux adaptés dès le début à des fonctions aussi très-générales; c'est la première ébauche de la différenciation organique. Puis dans ces appareils, certains éléments prennent des formes particulières en vue d'un fonctionnement plus précisément distinct. Tous les muscles striés, par exemple, en quelque lieu qu'on les trouve plus tard, non-seulement proviennent originairement tous de la lamelle fibro-cutanée; mais tous se développent individuellement de la même façon et parcourent les mêmes phases d'évolution; ils appartiennent à un appareil général, l'appareil locomoteur volontaire; mais ils forment en outre un tissu spécial, le tissu musculaire strié. A côté d'eux, émanant de la même lamelle, d'autres éléments deviendront non des muscles, mais des cartilages, des os, des tendons, etc. On comprend, par ce qui précède, quel est le sens général qu'il faut réserver au mot d'appareil, et comment l'un d'eux peut comprendre un certain nombre de tissus distincts.

L'ensemble des parties répondant à une même série de fonctions analogues dans leur généralité, constitue les grands appareils organiques. Ces appareils répondent aux machines complexes qui, dans les usines, ont un objet déterminé ; une machine à carder se compose de roues, de bobines, de tringles ; dans l'économie, l'appareil de la locomotion, par exemple, se compose de leviers à mouvoir les os ; de générateurs de la puissance motrice, les muscles. Le tout vit et reçoit par les vaisseaux des trois ordres les éléments de sa vitalité. Toutes les parties, enfin, sont concaténées et reliées entre elles par la substance connective ; cependant l'appareil pris dans son sens général est unique parce qu'il n'a qu'un but, la motilité, à l'exécution de laquelle convergent toutes ses pièces constitutives. Vous avez vu cet appareil se différencier, c'est-à-dire se séparer des autres, dans les tissus rudimentaires de l'embryon ; il en est de même de l'appareil nerveux et de l'appareil digestif. Mais l'appareil est formé d'organes, c'est-à-dire de pièces plus spécialement destinées à un usage déterminé : des os, des muscles, des tendons, des ligaments. Pour avoir la notion de l'organe, considérons l'os un instant. Vous savez qu'un os long, le fémur, par exemple, est constitué par un assez grand nombre de parties distinctes. A ses deux extrémités on voit du cartilage ; à sa partie moyenne, une substance calcaire assure sa rigidité ; elle est entourée d'un étui fibreux, le périoste ; elle est creusée d'un canal renfermant la moelle osseuse. L'ensemble de cet os est un *organe*, c'est-à-dire *un instrument formé par la combinaison ou l'association de parties diverses pour participer à l'exécution d'une fonction donnée.*

Mais la substance imprégnée de sels calcaires qui se trouve dans le fémur, celle cartilagineuse qui encroûte ses extrémités, ne sont pas spéciales à un os pris en particulier. Elles entrent dans la composition non-seulement du fémur, mais de l'humérus, du radius, des os courts, des vertèbres et des côtes, etc. De même, un muscle volontaire est constitué par des fibres striées, par des vaisseaux, par des nerfs, par des aponévroses qui cloisonnent et subdivisent la masse contractile. Si nous étudions comparativement d'un côté le fémur, l'humérus, le tibia, les os courts, etc.; de l'autre le muscle biceps, le sterno-mastoïdien, le diaphragme, nous verrons que tous les os, d'une part, que tous les muscles, de l'autre, sont formés d'éléments divers, entremêlés et agencés suivant une loi systématique telle, qu'un os cylindrique, par exemple, est au fond agencé d'une manière très-analogue à un os cuboïde, ou qu'un muscle plat est organisé très-similairement à un muscle fusiforme. Cette répartition systématique des éléments composant par leur union l'os et le muscle, donne l'idée d'un ensemble formé d'un côté par tous les muscles, de l'autre par tous les os qui, si on les réunit par la pensée, constitueront ce que l'on appelle un système (système musculaire, système osseux).

Mais dans un système formé, comme les étoffes complexes, d'éléments divers entremêlés suivant une certaine loi, une partie peut être considérée comme tout à fait caractéristique; c'est celle qui donne au système entier sa qualité physiologique dominante. Otez d'un os la partie incrustée de sels calcaires et parcourue par un réseau excessivement riche de canalicules anastomosés, l'organe ne sera plus un os. Où qu'on le rencontre, l'anatomiste ne le reconnaîtra plus pour un os. Semblablement, retranchez du biceps, par la pensée, la fibre musculaire contractile, ce muscle ne sera plus un muscle, car il ne pourra plus devenir le siége d'aucune production de force motrice. Les éléments anatomiques qui, n'importe où on les rencontre, donnent à l'organe qui les renferme une qualité dominante que ne possède aucun autre, sont des éléments de tissu et, par une opération de synthèse intellectuelle, on donne aussi le nom de *tissu* à leur ensemble. Le tissu musculaire, considéré de cette façon, répandu dans les régions de l'organisme les plus diverses, sera reconnaissable à sa qualité maîtresse, la contractilité. C'est-à-dire que partout où une contraction se montrera, l'on devra chercher l'élément contractile ; qu'on le trouvera, et que sa présence permettra d'affirmer que le tissu musculaire a sa place dans la région.

Un tissu est donc formé par l'ensemble de parties identiques à elles-mêmes dans tous les détails de la forme et du fonctionnement.

Mais les tissus ont leurs variétés. Je reconnais par l'expérience qu'une partie renferme des éléments contractiles; la contractilité peut s'effectuer suivant trois modes : l'un brusque et bref, l'autre brusque et soutenu, le troisième lent, soutenu, et rythmiquement répété. L'analyse histologique me montre, d'autre part, dans des tissus contractiles des différences de forme considérables : tel muscle a pour agent actif une fibre musculaire striée et pâle ; tel autre est formé de fibres également striées, mais d'un rouge foncé ; un dernier enfin est constitué par des fibres cellules dépourvues de striation et pâles. Voilà trois variétés importantes du tissu contractile ou musculaire. Ces variétés de tissu sont en corrélation avec des différenciations morphologiques secondaires consécutives à des modifications de détail dans la fonction. Les tissus se modèlent, en effet, pour les cas particuliers de leur activité fonctionnelle ; ils le font en changeant simplement leur constitution moléculaire dans ses détails et non pas en transformant pour le but donné cette constitution tout entière. Dans ces adaptations de l'organe à la fonction, la nature procède, en effet, avec économie ; la loi d'*adaptation économique* est aussi, après celle de la différenciation et de la division du travail, l'une des plus importantes des règles suivies par les éléments anatomiques dans leur évolution.

Ces éléments anatomiques eux-mêmes nous restent seuls à définir d'une manière scolastique. Or, messieurs, un élément anatomique est une partie vivante, c'est-à-dire douée de la quadruple faculté de vivre en se nourrissant, en produisant des mouvements extérieurs ou moléculaires, en subissant des impressions diverses, en se reproduisant dans certaines conditions et enfin capable de se modifier par adaptation de sa forme à un fonctionnement d'autant plus particulier et spécial que l'élément anatomique lui-même est plus élevé et plus parfait.

Vous connaissez actuellement les objets même dont s'occupe l'anatomie générale. Chercher à reconnaître dans un même organisme toutes les parties morphologiquement similaires ; les séparer dans les appareils et les systèmes ; concevoir ces appareils et ces systèmes eux-mêmes dans leur complexité et les dissocier par l'analyse en un petit nombre d'éléments anatomiques simples, voilà le but que poursuit l'histologiste. Ceci revient à dire que l'anatomie générale n'est rien que l'anatomie comparée, limitée à un seul organisme, ainsi que l'a fait remarquer judicieusement mon maître, M. Ranvier; mais là ne devront pas s'arrêter nos efforts. L'anatomie, considérée en elle-même, est une pure science d'observation et, pour ainsi parler, une science muette. Ces éléments, ces tissus, dont nous aurons déterminé minutieusement les formes au repos, nous devrons poursuivre leurs modifications morphologiques pendant leur fonctionnement vital naturel ou provoqué. Nous devrons offrir à ces éléments anatomiques, dans des conditions expérimentales données, un pabulum facile à reconnaître et à poursuivre lorsqu'ils s'en seront emparés, et nous connaîtrons mieux le mécanisme de leur nutrition. Nous soumettrons ces mêmes éléments à l'action des agents physiques et nous nous renseignerons ainsi sur leur impressionnabilité sensitive et leur action motrice. Nous exalterons par l'irritation artificielle les parties de l'organisme animal et nous essayerons de surprendre le secret de leur multiplication. Et nous ferons ainsi, messieurs, la physiologie des éléments et des tissus, puisque nous étudions les modifications que leur imprime la mise en action de leurs quatre qualités vitales, surprises soit quand elles s'effectuent naturellement, soit lorsqu'elles sont artificiellement mises en jeu par ce mode particulier d'interrogation que l'on appelle l'expérimentation.

II

Messieurs, lorsqu'un homme connaît à fond l'anatomie descriptive, il soulève par la pensée le tégument des animaux qu'il a étudiés; il voit la place de leurs muscles et, par exemple, dans les plus violents efforts, indique sûrement le groupe musculaire contracté. Faites poser devant un dessinateur habile, anatomiste instruit; le modèle, dans une attitude classique; il fera par la pensée abstraction des formes extérieures et dessinera facilement l'individu tout écorché. La contraction de chaque muscle sera indiquée à l'observateur par l'attitude même. Presque les yeux fermés, le chirurgien, à l'aide de simples points de repère, découvrira sans peine un nerf ou une artère donnés. La sûreté dans l'opération chirurgicale, tel est le résultat de l'étude topographique de l'anatomie. Placez maintenant un médecin instruit en anatomie générale en face d'un organisme animal qu'il a étudié, cet organisme deviendra pour lui transparent comme le verre. Dans la peau et sur un point donné il verra les couches épidermique, malpighienne, le tissu fibreux du derme, les glandes des divers ordres ; avec leur configuration exacte. Une masse musculaire en action différera grandement, à ses yeux, d'une autre en repos, car il saura quelles modifications de forme entraîne la mise en jeu de la contractilité volontaire. Un poumon sain lui apparaîtra avec ses vésicules minces, tapissées d'endothélium transparent et recevant le sang par des bouquets vasculaires dont il verra clairement la distribution. Mais si cet anatomiste a non-seulement étudié les tissus à l'état statique, mais encore s'il a acquis des connaissances générales sur les réactions vitales qu'ils sont capables d'éprouver, l'organe malade sera pour lui aussi transparent que l'organe sain. Sous l'influence d'un traumatisme; brusquement les tissus s'œdématient, rougissent ; que s'est-il passé ? L'histologiste sait qu'alors les vaisseaux se paralysent; que le sang s'accumule en leur cavité, que sa tension vainc les résistances pariétales ; que le plasma, entraînant les globules blancs et les globules rouges, se répand dans les interstices du tissu connectif. A quelques jours de là, il voit paraître les teintes graduellement changeantes de l'ecchymose; il sait que les globules rouges épanchés ont été successivement captés, fragmentés, détruits par les globules blancs, et que leur hémoglobine, d'abord rose, a été par eux transformée en hématine dichroïque, puis en pigment noir, puis enfin que ce pigment a été entraîné et a disparu. Tous ces phénomènes, incompréhensibles pour le médecin non initié, l'histologiste les connaît par expérience et les voit aussi clairement au travers du tégument que sur le porte-objet du microscope. Je poursuis ma comparaison : une, deux, trois poussées fluxionnaires d'érysipèle se produisent sur le membre inférieur d'un homme; à peu de temps de là, cet homme voit la jambe affectée devenir le siége d'un éléphantiasis. Il est absolument impossible de déduire *à priori* l'éléphantiasis de l'érysipèle, mais étudions l'action des œdèmes ou des flux inflammatoires prolongés dans les membranes analogues à la peau. Nous verrons que l'œdème prolongé irrite chroniquement les éléments anatomiques ; que ces derniers végètent sourdement, et qu'au bout d'un certain temps ils deviennent eux-mêmes le siége d'une inflammation chronique hyperplasique. Et alors ne vous étonnez plus de voir l'ascite prolongée, la pleurésie longtemps continuée, déterminer des plaques laiteuses, des capsules d'apparence cartilaginiformes autour du foie, de la rate ou du poumon ; l'épanchement, œdème des séreuses, établit dans ces dernières une inflammation lente, à tendances formatives accusées. Nous allons plus loin : la cirrhose cardiaque du rein, la pneumonie chronique avoisinant les productions étrangères du poumon (tubercules, sidérose, anthracose) apparaissent comme résultat de l'œdème passif ou subinflammatoire, longtemps continué dans ces parties. Celui qui ne saurait rien de la structure et des réactions des éléments anatomiques en face de l'œdème subinflammatoire ou passif, serait-il capable, messieurs, je vous le demande, d'établir entre cet œdème initial et la sclérose postérieure aucun lien corrélatif ?

Je vais prendre un exemple encore plus frappant : un homme est atteint d'atrophie musculaire progressive, ses muscles disparaissent et fondent pour ainsi dire, impuissants à mouvoir les leviers osseux ; ils se contractent cependant, et sous l'influence de la volonté, et sous l'action des courants induits. Inversement, un ouvrier peintre, empoisonné par le plomb, voit ses muscles extenseurs se paralyser ; ils disparaissent et fondent comme les autres, mais, dès le début, ni la volonté, ni l'électricité, ne peuvent provoquer leur contraction. Pourquoi cette différence ? S'agit-il, dans les deux cas, d'une influence causale mystérieuse ? Nullement. Les muscles du premier malade voient simplement disparaître, peu à peu, leur substance contractile ; ils sont comme un corps qui s'affaiblit parce qu'il s'amaigrit. Ceux du saturnin sont coupés, dans leur continuité, par la végétation de leurs noyaux ; ils deviennent impuissants comme des membres qu'on brise. Voilà l'explication des différences, et voilà à quoi sert de savoir quelles sont les réactions des muscles striés, en particulier devant l'intoxication plombique et devant l'atrophie lente et progressive des cellules des cornes antérieures de la moelle.

On pourrait multiplier ces exemples, mais je ne vous en donnerai plus qu'un seul, car nous pourrions parcourir ainsi tout le champ de l'anatomie et de la physiologie pathologiques générales. Ce dernier exemple est particulièrement frappant. Un malade est atteint d'endocardite végétante ; vous avez constaté les souffles et les désordres sphygmographiques indicateurs de la lésion. Brusquement, ce malade est pris de suffocation et se met à cracher des caillots de sang noir, ou bien encore et plus fréquemment, il est pris d'hémorrhagies intestinales; il meurt. Avant d'ouvrir le cadavre, le professeur de clinique vous annoncera qu'une hémorrhagie soit pulmonaire, soit intestinale s'est produite et que cette hémorrhagie est la conséquence de l'oblitération d'une artériole par un fragment détaché de l'endocarde. Cette corrélation entre la maladie du cœur, l'embolie et l'hémorrhagie est, en effet, connue cliniquement, mais comment l'expliquerez-vous au point de vue physiologique? Un fragment (embolus) charrié par le sang, oblitère une artère qui commande la vascularisation d'une partie : le sang ne circule plus dans le département vasculaire situé en aval de l'obstacle; comment une hémorrhagie peut-elle résulter de cette anémie particlle? On a bien dit qu'un vide subit se fait dans la zone privée de sang, et que les parties voisines laissent alors exsuder le leur dans la région où le liquide nourricier ne circule plus. Mais si, comme l'ont fait MM. Ranvier et Duguet, vous lancez dans l'artère pulmonaire un embole minuscule de cire d'Espagne, cet embole s'arrêtera à une bifurcation artérielle et, quelques heures après, l'animal sacrifié ne montrera, dans la zone commandée par l'artère oblitérée, rien que de l'anémie ; point d'œdème ; point d'hémorrhagie. Mais vous savez, messieurs, qu'une partie soustraite à l'action du sang ne peut pas vivre longtemps, qu'elle devient un séquestre et qu'à la périphérie de ce dernier, les parties restées vivantes bourgeonnent, que pour bourgeonner les vaisseaux reviennent à l'état embryonnaire. Ceci revient à dire que tout autour de la zone anemiée les capillaires deviennent d'une extrême friabilité; que l'effort latéral du sang les brise, et que, par conséquent, au bout de peu de temps, une hémorrhagie va se produire en nappe au pourtour de la région privée de vascularité. Cette dernière, déjà morte, ramollie, laissera passer le sang, formera l'infarctus hémorrhagique et de plus lui permettra de s'exhaler dans les cavités adjacentes. Voilà l'explication de ces hémorrhagies emboliques, au premier abord paradoxales, et je maintiens qu'il est impossible de les rapporter à leurs causes, si l'on ignore comment se forment les vaisseaux sanguins embryonnaires sur les limites d'un infarctus.

Vous le voyez, messieurs, l'anatomie générale permet au médecin de voir sur le sujet sain la structure des tissus; l'expérimentation qu'il a faite lui permet de voir dans un nombre de cas, restreint il est vrai, mais qui tend sans cesse à s'augmenter, les phénomènes morbides (c'est-à-dire accidentels) qui se produiront dans des conditions données. L'anatomie pathologie générale est fondée sur la connaissance de la structure des tissus sains, sur celle de leurs réactions générales, enfin sur l'observation des lésions constatées après la mort. Voir ce qui existe, prévoir ce qui arrivera dans des conditions morbides connues, voilà le but de l'anatomie générale, normale et pathologique. Il serait oiseux de développer davantage cette conclusion et vous voyez, dès à présent, que la science qui nous occupe est au premier rang des connaissances médicales. Elle constitue, en effet, un véritable moyen d'investigation et concourt activement, pour sa part, à faire naître dans l'esprit du médecin ce que l'on appelle l'expérience.

III

Messieurs, je vous ai montré, je pense, l'objet de l'anatomie générale; je vous ai fait toucher du doigt, par des exemples, son utilité pratique en médecine; je vais vous parler maintenant de ses méthodes. La première de toutes est l'observation. Pour connaître un tissu, nous chercherons d'abord à mettre en évidence, par différents moyens, ses éléments constitutifs. A l'aide de méthodes techniques convergentes, c'est-à-dire dont chacune nous donne un élément particulier de la question, nous chercherons à arriver à la solution de cette dernière, c'est-à-dire à la notion de la forme exacte des éléments des tissus. Mais, comme le disait, il y a plus de deux siècles, Bacon, « l'homme, interprète et « ministre de la nature, n'étend ses connaissances et son action « qu'à mesure qu'il découvre l'ordre naturel des choses, soit par « l'observation, soit par la réflexion (1). » Nous chercherons à faire cette réflexion instructive dont parle le philosophe en étudiant, par des interrogations diverses, c'est-à-dire par des expériences, les qualités principales des éléments divers dont la forme nous aura été révélée. Nous chercherons à savoir comment vivent et réagissent les éléments anatomiques des tissus. Nous ferons de la sorte la physiologie de ces éléments eux-mêmes, et nous essaierons de déduire les rapports existant entre leur forme et leurs fonctions.

---

(1) Bacon. *Novum organum*. Livre I, § Ier.

Ce cours sera donc absolument pratique. Il aura pour base les observations que nous aurons faites et que vous pourrez contrôler par vos yeux sur les pièces qui vous seront soumises, et qui serviront comme de témoins à nos assertions. Vous les pourrez voir à loisir, soit après chaque leçon, soit dans le laboratoire qui vous demeurera constamment ouvert. Ma tâche et celle de mes collaborateurs consisteront à vous les expliquer, à vous les faire comprendre et à vous signaler aussi les lacunes existant dans nos connaissances. Ceux d'entre vous qui seront désireux de combler ces lacunes par des travaux originaux, trouveront parmi nous un accueil aussi bienveillant que ceux qui voudront simplement se faire expliquer les points obscurs de nos démonstrations théoriques. Dans le second semestre, un enseignement technique vous mettra tous à même de répéter nos préparations et d'en faire de nouvelles si vous voulez poursuivre certaines questions qui vous paraîtront plus spécialement intéressantes.

Nous ne vous donnerons point ici ce que l'on appelle l'enseignement doctrinal. On a parlé dans ces derniers temps d'écoles anatomiques classées par nationalités distinctes. Soyez persuadés, messieurs, qu'il n'y a pas plus dans les sciences, d'écoles nationales qu'il n'y a d'ordres distincts de vérités corrélatives à un même sujet, et qu'en particulier, en anatomie générale, la véritable école française sera celle qui, sans souci des idées théoriques *à priori*, n'aura d'autre objet que la connaissance exacte des lois naturelles, qui ne s'acquiert que par l'expérience, puisque ces lois ne sont rien que l'ordre constant et régulier des faits.

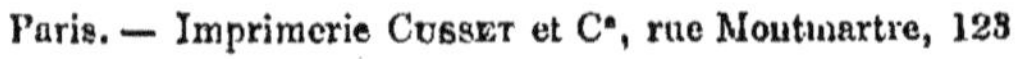

Paris. — Imprimerie Cusset et Cᵉ, rue Montmartre, 123.

BIBLIOTHEQUE NATIONALE DE FRANCE
3 7531 03287076 9

www.ingramcontent.com/pod-product-compliance
Ingram Content Group UK Ltd.
Pitfield, Milton Keynes, MK11 3LW, UK
UKHW020404250726
13967UKWH00005B/2470

9 782011 775528